AVANT-PROPOS.

En étudiant les eaux publiques de Marseille, j'avais été naturellement amené à m'occuper des conditions hygiéniques générales et locales de cette ville.

A la première apparition du choléra, j'ai compris qu'il y avait là, au point de vue de ces conditions, une étude intéressante à faire. La difficulté était de circonscrire cette étude de manière à rendre ses résultats concluants.

D'après ce que nous savions de la marche du fléau, arrivé de la Mecque à Alexandrie par Djeddah et Suez, il était à présumer que son apparition à Marseille provenait d'une importation directe.

Or, Marseille est la grande porte d'entrée des provenances d'Orient. S'il est démontré que les pestes de toute sorte, que l'Orient produit, font partie de ces provenances par un intermédiaire quelconque, hommes ou choses, il y aura de grandes et nombreuses conséquences à tirer d'une pareille démonstration.

Mes études ont duré du 12 septembre au 6 octobre. Dans cet intervalle la mortalité s'était élevée de 57 à 59, pour descendre ensuite progressivement jusqu'à 7. J'ai exposé l'ensemble de ces études à l'Académie des Sciences dans trois séances consécutives; et il y aurait, de ma part, une sorte d'ingratitude à ne pas dire que l'Académie a entendu la lecture de mes trois communications avec un intérêt dont je suis heureux de pouvoir lui témoigner ici ma reconnaissance. Partout où il sera permis de poursuivre une enquête analogue à celle que je viens de faire à Marseille, on obtiendra inévitablement les mêmes résultats et l'on arrivera aux mêmes conclusions.

J'ai pu introduire dans ce tirage la réponse sténographiée faite par M. Velpeau à l'interpellation que M. Le Verrier lui avait adressée à la suite de ma seconde lecture. Cette réponse n'a été reproduite textuellement nulle part. Elle est précieuse à un double point de vue : d'abord par l'autorité qui s'attache au nom de M. Velpeau; ensuite parce qu'elle exprime ce que la médecine possède de plus positif sur le traitement de la terrible maladie. Elle donne des indications nettes et précises touchant ce qu'il convient de faire, en attendant le médecin,

1.

quand on craint d'être atteint par la maladie. En suivant ces indications et en exécutant ces prescriptions, neuf fois sur dix tout danger est conjuré, le mal ne va pas plus loin. Elles ne diffèrent en rien au surplus de celles que j'ai vu conseiller et réussir à Marseille; et elles sont conformes à la pratique des bons médecins de tous les pays.

La Note sur les *quarantaines* que j'avais lue à l'Académie, deux semaines avant mon départ pour Marseille, détermine l'état actuel de la question au point de vue de l'hygiène et de l'économie politique; elle est l'introduction indispensable de ces études.

———————

DES QUARANTAINES ET DE LEUR OBJET.

« I. En 1846, la question des quarantaines donna lieu à une discussion longue et passionnée qui préoccupa les savants, le public et le gouvernement lui-même.

» Dans des questions de cette nature, les gouvernements subissent deux pressions : d'un côté la santé publique réclame une protection énergique contre l'invasion des fléaux qui peuvent être importés ; d'un autre côté les mesures préventives commandées par cette protection gênent le commerce maritime et provoquent des réclamations.

» Il y a donc deux intérêts sociaux en présence : l'intérêt de l'humanité, qui s'applique en France à trente-sept millions d'âmes ; et l'intérêt du commerce, qui regarde environ deux millions d'industriels ou de trafiquants, auxquels s'ajoutent quelques milliers de voyageurs.

» On voit la gravité du sujet : on comprend que, pour rendre cette gravité manifeste, il n'est pas nécessaire d'invoquer les grandes considérations économiques touchant l'intérêt de la santé et de la vie des populations, comparé à l'intérêt de leur commerce et de leur industrie.

» II. Ce fut une théorie médicale relative à la contagion qui vint en aide aux plaintes du commerce français. Cette théorie donna lieu à des débats acharnés, si bien que le gouvernement y crut voir une raison suffisante pour modifier ses règlements d'administration concernant la santé publique.

» III. Ce qui se passe aujourd'hui à propos du choléra sur le littoral de la Méditerranée démontre l'erreur du temps. On a obtenu précisément le contraire des bienfaits que la théorie nouvelle avait prétendu garantir. Le commerce est lésé par ces mêmes adoucissements qui alors furent apportés aux quarantaines, uniquement pour le protéger.

» Ainsi, parce qu'il y a eu à Marseille quelques cas de choléra asiatique, si toutefois ces cas ont été bien constatés, les provenances de son port ne sont point admises partout à la libre pratique.

» L'expérience a donc prononcé, c'est-à-dire que les mesures préservatrices nouvelles, conseillées et adoptées sous l'influence des idées de 1846, se sont montrées sans effet.

» IV. Lorsque, dans une population agglomérée, une même maladie frappe à la fois plusieurs personnes, chacun craint pour soi et l'on s'em-

G.   I..

presse ou de fuir le mal, ou de mettre entre le mal et soi de puissants obstacles.

» Les théories relatives à la contagion et à l'infection ne touchent personne ; on ne les comprend pas et l'on ne veut pas les comprendre. On n'est préoccupé que de tenir le mal à distance en supprimant toute espèce de communication avec les localités où il sévit.

» Tel est le véritable état des choses, il dérive de la faiblesse humaine ; mais la peur, ce fléau qui vient s'ajouter à un autre, et dont les effets sont si puissants et si désastreux dans les calamités publiques, n'en est pas moins rationnelle et légitime.

» Au fond, si une maladie, soit épidémique, soit contagieuse, passe d'un lieu dans un autre lieu, se transmet d'un individu à un autre, c'est qu'il y a eu des circonstances qui ont favorisé cette émigration et cette transmission ; c'est qu'il s'est rencontré un élément spécial, un ferment, un germe détaché d'un corps, qui a été transporté, qui s'est appliqué sur un autre corps, qui s'y est introduit et développé en y produisant de nouveaux ferments et de nouveaux germes.

» Dans une pareille situation, on voit combien la préoccupation générale est rationnelle. Qu'un bâtiment vienne d'Alexandrie en temps de peste ou de choléra, n'est-on pas autorisé à lui demander des nouvelles de sa santé? Ne doit-on pas exiger la démonstration formelle, non-seulement que cette santé a été constamment bonne depuis qu'il a quitté le port d'embarquement, mais encore que présentement elle est dans le cas de se maintenir telle pendant un temps déterminé par la durée présumable de l'incubation?

» Or, cette démonstration ne peut s'acquérir qu'à l'aide du temps; et le temps, ici, c'est la quarantaine.

» V. Peste, fièvre jaune, choléra..., quand il s'agit de provenances d'outre-mer, il faut tout mettre sur la même ligne.

» Supposons un individu quittant un pays en proie à l'épidémie : il part avec toutes les apparences d'une bonne santé; et néanmoins, sans qu'il s'en doute, il emporte avec lui les germes de la maladie à laquelle il a voulu se soustraire en s'éloignant, germes destinés à se développer dès que leur temps sera venu.

» Si cet individu voyage par terre, évidemment, à la première apparition des symptômes de la maladie, les personnes qui se trouveront autour de lui pourront prendre des précautions variées pour se garantir. Elles pourront se tenir à l'écart du malade, l'isoler et ménager autour de lui l'accès d'un air libre et pur, car ce sont là des moyens prophylactiques et même curatifs qui comptent parmi les plus efficaces.

» Si l'individu est embarqué, l'équipage et les passagers sont fatalement condamnés à subir les effets de la contamination, ils ne peuvent en éviter les atteintes, et alors malheur aux prédisposés! car les conditions d'un navire, quel qu'il soit, et la facilité avec laquelle s'y développent des foyers d'infection, sans même qu'il soit besoin d'aller en puiser au dehors les éléments, ne soint point favorables à l'emploi régulier d'un traitement quelconque, soit prophylactique, soit curatif.

» VI. Telle est donc, au point de vue pratique, la conclusion nécessaire.

» Tout navire qui vient d'un pays dans lequel règne ou dans lequel a pu régner depuis peu la maladie, et même tout navire qui a fait simplement escale dans ce même pays, peut donc être avec raison tenu pour suspect. On doit l'obliger à fournir la preuve qu'il n'a point de malades à son bord, et que, pour un temps déterminé, ni les passagers ni l'équipage ne se trouvent dans le cas de le devenir.

» D'où cet important corollaire, qu'on doit condamner d'une manière irrévocable, comme imprudente et pernicieuse, toute mesure tendant à diminuer les précautions destinées à préserver les ports maritimes contre les chances d'importation d'un fléau.

» Mais il ne suffit pas d'émettre des idées et de construire des théories, il faut démontrer leur réalité, en même temps que la possibilité, la facilité, surtout la nécessité de leur application. L'hygiène publique nous conduit ainsi sur un nouveau terrain qu'il appartient à l'Académie des Sciences de féconder en y attirant les studieux.

» L'Académie des Sciences, par sa constitution, est la manifestation la plus élevée de l'intelligence de l'homme. Elle règne dans une sphère où la vérité, seul objet de ses préoccupations et de ses recherches, lui vient de toutes parts et peut se manifester à elle dans tous ses détails et par toutes ses faces. C'est sa mission de relever les erreurs scientifiques et son devoir surtout de discerner et de condamner, comme les plus dangereuses pour l'humanité, celles qui ont été dictées et imposées par la passion du temps. »

ÉTUDES

sur

LE CHOLÉRA

FAITES A MARSEILLE EN SEPTEMBRE ET OCTOBRE 1865.

———◦◦◦———

(Lundi 9 octobre 1865.)

« Marseille, 6 octobre 1865.

» Dans ma communication du 21 août dernier (Des quarantaines et de leur objet, *Comptes rendus*, t. LXI, p. 325), je disais en terminant : « Il ne » suffit pas d'émettre des idées, il faut démontrer leur réalité en même » temps que la possibilité et la nécessité de leur application.... » C'est, en grande partie, pour remplir les conditions de ce programme, autant qu'il est en moi, que je me suis rendu à Marseille.

» SITUATION. — Je suis arrivé le 12 septembre au soir. Ce jour-là, il y avait eu 57 cas de mort par le choléra. Trois jours après, il y en a eu 59 ; c'est le plus fort chiffre atteint depuis le commencement de l'épidémie.

» Pour déterminer la valeur de ce chiffre, il faut tenir compte de deux circonstances.

» D'abord, au mois de septembre, à Marseille, le chiffre des décès par jour s'élève communément de 26 à 30, comprenant les diverses maladies. C'est l'enfance qui paye le plus fort tribut, et c'est l'inobservation des lois de l'hygiène concernant la nutrition qui est la cause principale.

» Ensuite, au mois de septembre de la présente année, sur une population de 300 000 habitants, on constatait l'absence de 104 000 ayant abandonné la ville. Or, le jour où on a compté 59 décès cholériques, la mortalité générale a été de 92.

» Mais si les 30 décès de septembre en temps ordinaire s'imputent sur

G.   1....

300 000 habitants, les 92 décès de cette année ne doivent s'imputer que sur 300 000 — 104 000 = 196 000 habitants, chiffre qui, pour ce jour de plus forte mortalité, donne 1 mort sur 2130 habitants, tandis que les 30 décès des temps ordinaires donnent 1 mort sur 10 000.

» Telle était la situation au 16 septembre dernier.

» STATISTIQUE. — Mon premier soin a été de constater la mortalité de chaque jour depuis le commencement de l'épidémie, c'est-à-dire depuis le jour où le chiffre en a été connu officiellement.

» J'ai relevé ensuite la mortalité cholérique comparée des épidémies précédentes qui ont désolé Marseille en 1835-37-49-54 et 1855. Je regarde comme une donnée utile, pour l'histoire des épidémies, de connaître le point culminant, le plus fort chiffre de décès atteint dans un jour.

En 1835, le 25 juillet, ce chiffre s'est élevé à. . . . . . 210 morts (1).
En 1837, le 1er septembre. . . . . 66 »
En 1849, le 15 septembre. . . . . 62 »
En 1854, le 22 juillet. . . . . 139 »
En 1855 (les chiffres journaliers n'ont pas été publiés).. »
En 1865, le 16 septembre, l'épidémie n'étant pas tout à
fait éteinte. 59 »

» Pour ces mêmes années, le total des morts cholériques, pendant la durée de l'épidémie, a été de :

En 1835. . . 2576. Mois le plus chargé, juillet. 1493
En 1837. . . 1138   »   août. 820
En 1844. . . 2252   »   septembre. 1201
En 1854. . . 3069   »   juillet. 2061
En 1855. . . 1410   »   septembre. 973
En 1865. . . . . . . (il faut attendre la fin de l'épidémie).

» CARACTÈRE DE L'ÉPIDÉMIE. — Symptômes. — Dérangement des voies digestives, suppression des urines, voix cassée, cyanose, froid (ce froid horrible, que le malade ne sent pas et qui impressionne si vivement ceux

---

(1) Je dis 210, parce que c'est le chiffre déclaré et publié. Mais en le discutant, le secrétaire général de la mairie, M. Lepeitre, m'a dit qu'il fallait le porter à 235 et augmenter dans la même proportion celui des quatre jours qui ont suivi; attendu que, pendant ces quatre jours, on inhuma des cadavres de plusieurs parties de la ville sans venir en faire la déclaration obligée à la mairie. La désolation universelle avait amené ce désordre.

qui entourent son lit), tous ces signes caractéristiques du choléra asiatique se sont manifestés dans la plupart des cas.

» *Variation.* — Selon quelques praticiens, il y aurait moins de crampes et une cyanose moins générale que dans les autres épidémies.

» Un seul signe n'a jamais manqué : c'est la suppression des urines.

» On a compté beaucoup d'invasions subites, des cas où tous les symptômes à la fois se sont précipités sur le sujet et l'ont transformé en un cadavre au bout de très-peu d'heures.

» Chez quelques victimes on a vu la réaction se manifester franchement : le pouls s'était relevé et la chaleur était devenue à peu près normale, et on a vu la réaction durer ainsi plusieurs heures, rassurant le médecin tenté de pronostiquer la guérison, puis cette réaction cesser tout à coup et le malade mourir asphyxié.

» *Traitement.* — Le traitement consiste à faire la médecine du symptôme, et, dans l'épidémie actuelle, tout démontre que c'est la meilleure, sans compter que c'est la seule en présence de phénomènes aussi terribles qu'inexpliqués.

» *Mortalité.* — Les guérisons sont nombreuses, on pourrait dire assurées, quand le médecin est appelé dès le début des symptômes gastriques. Mais si, au dérangement des voies digestives, s'est joint la suppression des urines ou quelqu'un des autres symptômes caractéristiques, la guérison est fortement compromise. C'est le grand nombre des cas de cette dernière catégorie qui explique la mortalité que les médecins accusent en ville et qui serait, en général, de 8 morts sur 10 personnes atteintes.

» ORIGINE DE L'ÉPIDÉMIE. — Les premiers cas officiellement déclarés sont du 23 juillet. Cependant de nombreux décès avaient eu lieu avec des signes qui surprenaient les assistants. Je ne pouvais pas me contenter d'en recueillir l'histoire ; j'ai dû tâcher de remonter à la source des plus caractéristiques de ces faits. Or, en procédant ainsi, j'ai été conduit jusqu'au 9 juin, c'est-à-dire près de deux mois (54 jours) avant la première déclaration officielle.

» Sur le quai de la Joliette, du côté des escaliers de la Major, deux hommes ont été relevés dans la nuit du 14 au 15 juin. Un pharmacien du voisinage s'est écrié en les voyant : *C'est le choléra.* En admettant que ce fût le choléra, d'où venait ce choléra ?

» D'autres faits analogues, accomplis vers la même date et dans cette partie de la ville vieille qui regarde la Joliette, avaient fixé mon attention

1.....

sur ce point comme sur le centre de l'épidémie. Je me mis à la recherche des navires qui étaient arrivés d'Alexandrie dans le mois de juin.

» Le dimanche 11 juin, à 2ʰ30ᵐ, est entré dans le port Napoléon la *Stella,* capitaine Régnier. Le navire était parti d'Alexandrie le 1ᵉʳ juin avec 97 passagers, dont 67 pèlerins algériens. Les autres étaient des Européens, parmi lesquels on comptait 10 artistes, 7 ouvriers, 6 marins, etc. La *Stella* a apporté la première nouvelle de l'existence du choléra à Alexandrie.

» Le même jour, 11 juin, dans la soirée, est arrivé le *Bizantin* avec 55 passagers. Il était parti d'Alexandrie le 3 juin, et il avait touché Malte.

» Le 15 juin arrive le *Syria,* portant la malle anglaise et 220 passagers.

» Le 16 juin, à 10 heures du soir, le *Saïd,* avec 190 passagers envoyés au Frioul.

» Puis viennent, le 24 l'*Assyrien,* et le 28 le *Tarifa,* etc.

» Voilà donc, du 11 au 16 juin, 562 personnes arrivées coup sur coup à Marseille, d'Alexandrie, où l'épidémie, à leur départ, était dans la période ascendante. Que sont devenues ces 562 personnes? Elles se sont dispersées. Si l'on pouvait les appeler par leur nom, la tombe répondrait pour plus d'une.

» En effet, j'ai pu suivre, pas à pas, depuis leur entrée au fort Saint-Jean jusqu'à leur départ, la destinée des 67 pèlerins arrivés par la *Stella.*

» C'est le commandant du fort, M. le capitaine Dol, qui les a reçus dans l'après-midi du 12 juin. *Il y en avait de bien malades,* m'a-t-il dit : je cite ses expressions. Il les mit sous la tente, dans la batterie basse qui regarde l'entrée du port et où l'on pénètre par une poterne taillée dans le roc. L'un de ces pèlerins ne pouvait guère aller plus loin : ses camarades réclamaient pour lui l'hôpital. Il était trop tard pour l'y admettre. Il est mort au bout de peu de temps, après 7 heures du soir, dans le fort même.

» Le lendemain, le commandant a fait appeler le chirurgien de service qui connaît un peu l'arabe, ayant fait un long séjour en Afrique. M. le Dʳ Renard a questionné les compagnons du décédé, qui lui ont dit que, depuis quelques jours, Ben Kaddour avait le corps dérangé, et il a rédigé, dans les termes suivants, le certificat de décès qui lui était demandé par le commandant :

« Le soussigné RENARD (Ernest), docteur en médecine et aide-major de » première classe au 38ᵉ régiment de ligne, certifie que le nommé El Hadji » El Arbi Kaddour, de la tribu des Terman, a succombé le lundi 12 juin, » à 7 heures du soir, des suites d'une dysenterie chronique (âgé de » 68 ans). Marseille, le 13 juin 1865. *Signé :* Dʳ RENARD. »

» M. le Dr Renard, que j'ai vu ensuite pour les détails qui le concernent ci-dessus, m'a dit : « On ne pensait pas alors au choléra ; et puis, comment » constater cette maladie sur un cadavre et tant d'heures après la mort ? » J'accusai une dysenterie sans en avoir sous les yeux aucune preuve, sans » savoir la couleur des déjections : c'est ainsi que j'interprétai le langage » des pèlerins, car il n'est pas ordinaire de voir un simple dérangement de » corps occasionner la mort. »

» Avec le certificat de décès de Ben Kaddour, j'allai à la recherche du manifeste de la *Stella*, et voici ce que j'y ai recueilli.

» Dans la liste des pèlerins, le 22e inscrit, El Hadji Bouzian, est signalé à la colonne des observations par les mots suivants : *Décédé le 9 juin à la mer*. Le 67e, Ben Sliman, est signalé par la même phrase caractéristique : *Décédé le 9 juin à la mer*.

» Quant à Ben Kaddour, inscrit le 8e sur la liste, il n'est signalé par aucune observation, attendu qu'il était en vie quand le bâtiment est arrivé.

» Voilà donc le véritable état des choses. Le navire est parti d'Alexandrie le 1er juin, emportant 67 pèlerins de la Mecque. Huit jours après son départ, le 9 juin, il jetait à la mer deux de ces pèlerins, le 22e et le 67e, et le 12 juin, trois jours après le 9, il débarquait les 65 restants, parmi lesquels Ben Kaddour succombait en touchant terre.

» Ces pèlerins venaient de la Mecque par Djeddah et Suez. Du 20 mai au 22 juin, il en est passé à Suez près de 20000, *tous plus ou moins infectés*, dit dans son Rapport le médecin en chef de l'isthme, et l'on s'est empressé, ajoute-t-il, de les envoyer à Alexandrie, afin de les embarquer pour l'Europe ou ailleurs.

» Du 22 mai au 1er juin, plusieurs milliers de ces pèlerins, *plus ou moins infectés*, sont venus camper à Alexandrie, près du canal de Mahmoudieh. (*Voyez* Rapport sur le choléra de l'isthme de Suez en juin et juillet 1865 ; l'*Isthme de Suez*, n° 221, 15 septembre 1865, p. 286 et suiv.)

» Dans une prochaine communication, je ferai connaître la propagation du choléra dans Marseille et ses environs. Cette propagation s'est produite avec une allure identique à celle qui a été signalée en Egypte. On comprend que ce caractère de similitude suffirait pour démontrer que le choléra de Marseille ne diffère en aucune façon du choléra que les pèlerins de la Mecque ont semé partout sur leur passage, et spécialement de celui dont ils ont transporté les germes avec eux, depuis la rade de Djeddah jusqu'au fort Saint-Jean à Marseille. »

(Lundi 16 octobre 1865.)

TRANSMISSION ET PROPAGATION.

« Dans ma communication du 9 octobre dernier (voyez *Comptes rendus*, t. LXI, p. 591), j'ai fait connaître le caractère et l'origine de l'épidémie marseillaise. La Note présente a pour objet la propagation de cette épidémie et sa transmission.

» *Contagion, infection*, ce sont des mots qui n'éclairent rien. Les idées qu'ils expriment ne sont pas définies ; ils accusent des distinctions entre des faits dont les limites ne sont pas fixes. Dans les sciences d'observation, c'est l'observation qui est l'élément fondamental pour la découverte de la vérité ; elle seule dirige l'esprit et le mène au but. Les explications, les discussions, les théories ne viennent qu'après et n'ont de valeur qu'autant qu'elles respectent dans leur intégrité les faits observés et qu'elles ne font subir à ces faits aucune violence.

» Voici les faits du choléra de 1865. Il y avait à Suez, à Alexandrie, à Constantinople, à Marseille, etc., etc., des populations saines. La santé générale, indiquée par la mortalité de chaque jour, était dans son état normal. Des pèlerins de la Mecque, embarqués à Djeddah, viennent au contact de ces populations, et le choléra, qui était à Djeddah, se déclare parmi elles.

» Le choléra était à Djeddah, quand les pèlerins arrivés à Marseille se sont embarqués. Quelques-uns de ces pèlerins sont morts pendant le voyage ; nous connaissons trois de ces derniers, les deux qui ont succombé à deux journées de Marseille, en mer, et le troisième qui est mort en touchant terre. Le choléra voyageait avec eux ; ils colportaient le choléra.

» Mais, sans parler de l'air, une maladie voyage incorporée dans un être vivant ou déposée en germe dans des effets mobiles et transportés. Je parle d'une maladie spécifique, d'un germe spécifique, c'est-à-dire de deux choses bien définies ; et sous le rapport de la *spécificité*, le choléra ne nous a laissé ignorer rien.

» Une maladie spécifique incorporée dans un être vivant l'imprègne ; les déjections, les excrétions cutanées et pulmonaires sont infectées de son germe. Malheur aux prédisposés qui viennent au contact de ces produits d'une organisation dépravée. Ces produits sont palpables, tangibles, saisissables. Ils n'ont pas été saisis encore par les expériences de M. Pasteur, et M. Coste n'a pas encore découvert les lois de leur génération, comme il a découvert celle des Kolpodes ; mais tous les deux sont sur la voie : on sai-

sira un jour les germes du mal ; et après ce que j'ai vu, après ce que j'ai
constaté, plus que jamais je suis de l'avis de M. Chevreul et je reste persuadé que « le médecin triomphera un jour de ces fléaux menaçant la vie
» de l'homme sous les noms de *venins*, de *virus*, de *miasmes*, de *conta-
» gions...* » (CHEVREUL, *Journal des Savants*) (1). Ces produits pénètrent par
la peau, par le poumon, par les yeux, par le nez, par la bouche, par
toutes les surfaces absorbantes.

» L'infection s'était attachée au roc de la poterne du fort Saint-Jean.
Des odeurs animales repoussantes, ayant un fond musqué, se faisaient
sentir sous cette poterne huit jours encore après le départ des Arabes, dont
quelques-uns s'étaient logés sous son abri : Ben Kaddour y avait rendu
le dernier soupir et son corps y avait passé la nuit. Il faut entendre là-
dessus le capitaine Dol, commandant du fort.

» *Comment le principe épidémique s'est introduit dans la ville vieille.* — Les
Arabes sortent du fort Saint-Jean pour aller à l'embarcadère. Une foule de
curieux de ce quartier populeux se mêle aux pèlerins, les entoure, assiste
au long chargement de leurs bagages encombrants, chargement qui se
faisait en dehors du fort. Cette foule les accompagne pendant un trajet de
plus d'un kilomètre, le long du port dominé par la ville vieille avec ses
rues étroites, avec sa population impatiente de tout luxe et dont les habi-
tudes laissent tant à désirer sous le rapport de l'hygiène.

» Que se passe-t-il après? Suivons les faits.

» Le quartier de la ville vieille offre les premiers cas de choléra. Ils
sont rares d'abord ; on méconnaît le caractère de la maladie, ou on le
dissimule. Les médecins les plus clairvoyants disent : « Taisons-nous, il
» ne faut pas effrayer les pauvres gens. »

» Mais le choléra ne reste pas confiné dans le quartier où il a fait sa pre-

---

(1) « Toute matière est soumise à l'affinité chimique ; or cette affinité ne peut s'exercer
sans modifier plus ou moins les propriétés de cette matière, y compris, bien entendu, les
propriétés organoleptiques qu'elle peut avoir.

» Dès lors cette proposition incontestable a pour conséquence qu'à l'égard d'une matière
qui, introduite du dehors dans un être vivant, y porte le désordre en raison de ses propriétés
organoleptiques, qu'elle se nomme *miasme*, *virus*, *venin*, *poison*, etc., il existe d'autres ma-
tières capables d'en modifier les propriétés, soit en neutralisant la propriété délétère, soit en
détruisant même la composition de la matière qui la possède ; et la conséquence de la proposition précitée serait encore applicable au cas où la matière, cause de la maladie, appar-
tiendrait à des corps organisés appelés aujourd'hui microphytes et microzoaires. »

mière apparition. Le respectable docteur Forcade, père du publiciste dis-
tingué de la *Revue des deux Mondes*, va chez un de ses confrères de la rue de
Rome. « J'ai eu hier un cas de choléra foudroyant, » lui dit ce confrère
(hier, c'était le 22 juin); « mais je n'en ai rien dit, je n'ai pas voulu répandre
» la terreur. »

» Ici on peut faire cette question : Qu'y a-t-il de plus salutaire, de cacher
le danger au risque de laisser surprendre ceux qui l'ignorent, ou bien de le
signaler publiquement, afin que chacun se prémunisse, grands et petits?

» C'est ainsi que, pour la sixième fois, le choléra s'est introduit et développé dans Marseille, et que, pendant les trois mois qui viennent de s'écou-
ler, de nombreuses maisons se sont vidées de tous leurs habitants par la
fuite et aussi par la mort.

» *Faits de contagion.* — J'ai dit que la maladie déposait son principe
dans des bagages. Je n'articule point de faits douteux. En voici un entre
beaucoup d'autres.

» Près Saint-Jean-du-Désert, à Saint-Pierre, non loin de Marseille, dans
un lieu isolé, un paysan meurt du choléra; sa femme meurt également. Le
paysan ne quittait pas la campagne; « mais, dit le docteur Dussiller, la
» femme, blanchisseuse, avait reçu un paquet de linge sale provenant d'un
» individu récemment arrivé d'Égypte, et c'est le mari qui avait ouvert le
» paquet, dont, le premier, il avait développé toutes les pièces. »

» Autre fait bien plus caractéristique encore. Depuis quelques jours on
disait en ville que les employés de la poste avaient été malades. On citait un
nombre considérable de facteurs plus ou moins atteints. On affirmait que
l'administration centrale avait envoyé de Paris des suppléants pour que le
service ne souffrît point. On disait que les employés *à l'arrivée*, ceux qui
ouvrent les dépêches, avaient été tous malades et qu'il y avait eu des morts
parmi eux. On m'avait montré une lettre dont le signataire ne l'avait pas
écrite à la légère et dans laquelle ces bruits étaient presque tous confirmés.
Un journal enfin, le *Courrier de Marseille*, s'était rendu l'écho de ces bruits,
insistant sur les malades du bureau de l'arrivée et ajoutant qu'au départ il
n'y avait eu que deux facteurs atteints.

» Pour savoir la vérité vraie, je m'adressai à M. le Directeur qui connais-
sait, comme tout le monde, le but purement scientifique de mes investiga-
tions. C'était le lundi 9 octobre dernier. Voici ce que je constatai à la suite
d'une longue conversation : je devrais la rapporter *in extenso*, je me contente
de la résumer.

» J'avais recueilli des chiffres dont j'étais sûr. La Direction des postes de

Marseille compte plus de 120 personnes, dont 75 à 80 facteurs, 22 employés au bureau du départ et 9 au bureau de l'arrivée.

» On n'a pas eu à regretter un seul mort au service du départ, on pourrait même dire qu'il n'y a pas eu de malades, tandis qu'au bureau de l'arrivée, sur 9 employés, il y a eu 8 malades, desquels 1 mort.

» Et ces 8 malades ont été malades l'un après l'autre : cela m'a été prouvé pour les 5 premiers. Celui qui ouvrait les dépêches d'Orient tombe malade, est *cholérisé*, c'est l'expression usitée. On en met un autre à sa place : même effet, et ainsi de suite jusqu'à 5. On m'avait dit que le Directeur lui-même avait été atteint, pour avoir, un certain jour, procédé à l'ouverture des dépêches d'Orient : et c'était la vérité, car il en portait encore des marques sensibles.

» M. le Directeur ne contesta point les chiffres de son personnel. Le fait de sa maladie avait été connu de tout Marseille. Comment aurait-on ignoré aussi la maladie de ses employés ? Seulement il voulut me persuader que les accidents cholériques si nombreux qui s'étaient produits dans son administration n'étaient point la conséquence du simple contact des lettres.

» Pour toute réponse à sa démonstration, je le complimentai sur les conditions hygiéniques si bien entendues dont il avait entouré le local de son administration. J'avais vu sur sa cheminée un grand flacon débouché de *vinaigre phéniqué de Quesneville*, et l'odeur de l'acide phénique se faisait sentir partout.

» Oui, me dit-il, si cela ne fait pas de bien, ça ne peut pas faire de mal :
» j'ai ordonné qu'on en mît partout. Depuis lors je n'ai plus de malades.
» Les employés du bureau ambulant s'en sont très-bien trouvés aussi ; je le
» leur avais indiqué. Il n'y a rien comme la confiance : l'esprit rassuré for-
» tifie le corps. »

» Je n'ajoute rien, je n'affaiblis rien, je ne commente rien : j'en appelle à M. Gouin lui-même. Je le demande à tous les hygiénistes : tout cela ne démontre-t-il pas jusqu'à l'évidence que le contact et la manipulation de correspondances provenant de localités infectées sont susceptibles de communiquer la maladie ?...

» Au reste, avant d'avoir eu avec M. le Directeur de Marseille l'entretien que je viens de résumer, je savais à quoi m'en tenir. En 1837 et en 1849 l'administration des postes de Marseille avait payé son tribut au choléra dans des circonstances qu'on peut dire identiques. Un ancien employé, M. Audin, m'avait raconté les faits de 1837 ; et M. Christine, Directeur des postes en 1849, ne se refuserait pas à faire connaître ceux qui se sont passés de son temps.

» Et maintenant tout s'explique ; il n'y a plus rien de mystérieux dans la marche du fléau. Le choléra voyage avec les hommes et avec les choses. Là où de tels hommes ne vont pas, là où on ne transporte pas de telles choses, la maladie ne se déclare point.

» Les 562 voyageurs de la *Stella*, du *Byzantin*, du *Syria*, du *Saïd*, etc., etc., et les correspondances et les effets débarqués du 11 au 16 juin à Marseille, venant d'Alexandrie, se sont dispersés en Europe, et, partout où ils se sont fixés, ils ont semé la graine de choléra ; et cette graine a germé là où elle a trouvé un terrain préparé pour la recevoir ; un terrain, c'est-à-dire des constitutions prédisposées, soit par la faiblesse dérivant de maladies antérieures, soit par l'intempérance, soit par l'inobservance des lois de l'hygiène publique et privée, etc., etc.

» Dans une troisième et dernière communication, je déduirai les consé-quences qui dérivent de cette étude, et je ferai connaître les moyens qui, dans l'état actuel de la science, me paraissent devoir être les plus propres à préserver les individus et les populations de l'atteinte de ce fléau. »

A la suite de la communication qui précède, *M. Le Verrier* demande quelques explications concernant les meilleurs moyens à diriger contre le choléra.

M. Velpeau répond à l'interpellation de M. Le Verrier, et s'exprime en ces termes (1) :

« M. Le Verrier désire qu'on lui indique des remèdes utiles. Cela est facile à dire. La question est précisément de savoir si on connaît des remèdes utiles.

» Il y a danger à croire qu'on a un bon remède, quand ce remède ne vaut rien. Il y aurait grand danger aussi à ne pas se servir des bons remèdes. Si tant de remèdes donnés comme infaillibles échouent, cela tient à une condition générale, dont le monde n'est pas assez pénétré. On croit com-

----

(1) Je reproduis le discours de M. Velpeau d'après les notes sténographiées que le rédac-teur du *Moniteur*, M. Boillot, dont on connaît l'habileté et l'exactitude, a bien voulu mettre à ma disposition.

munément qu'une maladie ne guérit pas sans remède : il y en a qui guérissent même malgré les remèdes.

» Il n'y a personne au monde qui n'ait un traitement pour telle ou telle maladie. Le choléra tue en quelques heures un grand nombre de personnes. On croit généralement que ceux qui n'en meurent pas guérissent parce qu'ils ont employé tel ou tel remède, et voilà comment les remèdes se propagent. Cependant, cette conclusion est très-souvent fausse, parce que le choléra n'est pas constamment mortel. Comme M. Grimaud de Caux le disait tout à l'heure, il y a là un germe, un poison, et, pour qu'il produise tous ses effets, il faut que l'être vivant y soit prédisposé.

» On a toujours guéri à peu près la moitié des individus atteints, y compris les cas graves ; et comme ils ont été traités par cent remèdes différents, il est clair que ces remèdes n'atteignent pas le mal. Il y a donc un grand nombre de cholériques qui guérissent, même sans remède. En 1832, à la Pitié, tous les moyens ont été essayés, et on convint qu'ils ne valaient rien.

» Nous en sommes encore là aujourd'hui. Des expériences très-nombreuses ont été faites ; elles n'ont pas avancé à grand'chose, pour le choléra bien caractérisé, car beaucoup de malheurs sont mis sur son dos quand il en est innocent. Il existe des maladies qui lui ressemblent ; et, en des temps d'épidémie, on dit : C'est le choléra !

» Il est un autre point essentiel : c'est de savoir si le choléra est précédé de quelques symptômes. Heureusement, chez un grand nombre de malades, il y a des *prodromes*. Malheureusement, il y a des cas foudroyants qui vous *tortillent* en quelques heures. Ce qu'il faut observer, c'est une grande régularité dans la vie, ainsi que dans tout ce qui concerne l'hygiène. Il faut que chacun soit raisonnable et observe la sagesse hygiénique.

» Vous avez des coliques, la diarrhée, des envies de vomir : prenez 2 ou 3 gouttes de laudanum sur un morceau de sucre imbibé d'eau et avalez tel quel, en recommençant toutes les heures s'il y a lieu. Ordinairement, cela suffit pour arrêter les progrès du mal.

» Y a-t-il diarrhée fréquente, le laudanum est le meilleur remède ; il ne faut pas alors le prendre seulement par la bouche, mais il faut administrer des lavements à l'eau de son ou de mauve, dans la proportion de 100 grammes, additionnée de 6, 8, 10 gouttes de laudanum, avec recommandation de le garder. Il faut recommencer cela deux, trois, etc., fois.

» Des prodromes se manifestent chez beaucoup d'individus ; mais quand le choléra est arrivé, quand les vomissements sont nombreux, il n'est plus guère possible d'espérer l'efficacité de ces remèdes. Ceux-ci ne sont point absorbés, les liquides sont rejetés. Dès lors, il faut recourir aux moyens extérieurs : enveloppes chaudes, frictions, etc.

» Pour réduire la chose à ce qu'elle est, on n'a guère que le laudanum, pris surtout par la bouche et en lavements dans un liquide émollient; tout cela doit être fait *en attendant le médecin.*

(Lundi 23 octobre 1865.)

PRÉSERVATION ET CONCLUSIONS.

» Mes études précédentes ont montré l'origine et la propagation de l'épidémie cholérique de Marseille (*Comptes rendus*, t. LXI, p. 591 et 631). Je vais exposer les conséquences qui se déduisent de ces études.

» NATURE DU PRINCIPE CHOLÉRIQUE. — Quel que soit le nom qu'on lui donne, miasme, virus, poison, venin, le principe du choléra se fixe dans l'homme. Il s'attache également aux choses : je dirais volontiers à toutes les choses, quand je pense à la flèche empoisonnée et à la poterne du fort Saint-Jean.

» Dans certains animaux et dans certaines plantes, un tel principe est le produit d'une fonction particulière. Dans les marais, dans les salles de malades, le poison est entraîné par les émanations d'organismes en décomposition qui en développent les germes.

» D'après cela, on peut dire qu'il a été saisi dans l'air des marais. Les expériences de Rigaud sont rapportées dans les *Annales cliniques de la Société de Médecine pratique de Montpellier* (l. XLIV, p. 286). Deux bouteilles furent remplies de vapeurs marécageuses, condensées au moyen d'un toit de verre. Ces vapeurs, analysées par Vauquelin, donnèrent de la matière animale et de l'ammoniaque.

» On peut dire encore qu'il a été saisi dans des salles de malades. Le professeur Gioacchino Taddei, de Florence, venu en 1847 au Congrès des savants à Venise, me raconta les expériences qu'il avait faites dans les salles de l'hôpital de Santa-Maria-Novella. Des ballons suspendus, remplis de glace, condensaient sur leurs parois extérieures les émanations des lits mêlées à l'air de la salle. Le produit de la condensation fournit à l'analyse, comme l'air des marais, de la matière animale et de l'ammoniaque.

» A la vérité, de cette matière animale et de cette ammoniaque, on en doit trouver partout où se réunissent et respirent en commun et sans ventilation des individus nombreux, dont l'état de santé est toujours fort divers. Mais les quantités ne seront jamais comparables aux quantités fournies par

une collection de malades réunis accidentellement ou par nécessité dans un
même lieu, ou bien par des êtres organisés en décomposition progressive
dans des bas-fonds remplis d'eau morte, dans des marais.

» Du principe morbifique nous ne savons qu'une chose; nous savons
qu'il est de nature ou plutôt d'origine organique. Et quant à la façon dont
il se comporte, nous savons qu'il vient du dehors, qu'il s'attache aux
hommes et aux choses; et, comme nous venons de le voir, tout fait présumer qu'il peut être saisi.

» PRÉSERVATION. — Et maintenant, malgré l'ignorance où nous sommes
des autres caractères physiques, chimiques ou organoleptiques d'un tel
principe, on se demande s'il est possible de le neutraliser.

» Dans l'état actuel de la science, on peut répondre: *oui;* et, pour mon
compte, je n'hésite pas à l'affirmer, en présence de l'analogie qui se tire de
l'existence de quelques spécifiques appliqués à la neutralisation du principe non moins ignoré d'autres maladies.

» *Préservation individuelle: exemples de neutralisation présumée par les anti-
septiques.* — En Égypte, Desgenettes a vécu de longues journées au milieu
des pestiférés. « Vers la fin du siége, dit-il (à Saint-Jean d'Acre), nous n'a-
» vions plus d'infirmiers, ils étaient tous malades ou morts... Je me trou-
» vais donc fréquemment obligé de nettoyer l'espèce de souterrain fangeux
» où les malades étaient étendus sur des joncs, c'est-à-dire de ramasser les
» haillons, les sacs, les baudriers, les casquettes, les chapeaux ou les bon-
» nets à poil des morts, pour les jeter moi-même au feu que je faisais al-
» lumer à cet effet derrière l'hôpital... Averti par l'infection et par la las-
» situde, étant presque toujours obligé de me tenir à genoux, je fus sou-
» vent forcé d'interrompre trois fois ma visite, pour aller respirer l'air au
» dehors et reprendre courage... » Un jour il s'inocula la peste au milieu
de l'hôpital: action sublime par le but, car il était bien convaincu que le
mal était contagieux. Les deux piqûres qu'il se fit, l'une dans l'aine,
l'autre à l'aisselle, restèrent enflammées pendant plus de trois semaines. Il
nous a appris comment il se préservait.

« Aussi bien nourri que les circonstances le permirent, dit-il, je faisais
» un fréquent usage de spiritueux pris à petites doses et très étendus. Au
» sortir de l'ambulance je me lavais soigneusement les mains avec de l'eau
» et du vinaigre, et je revenais au camp au petit galop, ce qui me pro-
» curait un léger état de moiteur; je changeais de linge et d'habits, et je
» me faisais laver avec de l'eau tiède et du vinaigre avant de me mettre à
» manger... »

» Desgenettes est un type : c'est le plus grand hygiéniste de notre temps ; et il est douteux que, dans les temps passés, on en puisse citer qui lui soient comparables.

» Le professeur Taddei, déjà cité, était bien moins robuste que Desgenettes. Il a traversé sain et sauf les diverses épidémies de typhus et de choléra qui ont ravagé Florence, et dans lesquelles il ne s'est point épargné. Il attribue son salut aux pratiques suivantes : ablutions fréquentes avec l'eau et le vinaigre et changement de vêtements chaque jour. Il exposait, pendant vingt-quatre heures, ses vêtements de la veille aux vapeurs de chlore. « Mes » habits sentaient toujours le chlore, dit-il, et je me trouvais continuelle- » ment dans une atmosphère de ce gaz bienfaisant. Cette pratique n'était » pas salutaire pour moi seulement, j'en considérais l'usage comme un » devoir essentiel ; car j'étais persuadé qu'avec mes habits imprégnés de » miasmes, j'aurais pu porter la maladie dans les maisons où j'étais appelé » et dans lesquelles l'épidémie n'avait point pénétré. » (Voir *Repertorio dei veleni*, etc., t. II, p. 272.)

» Du temps de Desgenettes, on avait comme antiseptique le vinaigre seulement ; Taddei avait de plus le chlore, et nous avons l'acide phénique de plus que Taddei.

» Ainsi, grâce aux progrès de la science, aux découvertes de la chimie spécialement, dans la majorité des cas, un homme prudent se préservera de la contagion, même en passant sa vie au milieu des malades, et traversera impunément les épidémies les plus meurtrières, la préservation de l'individu étant devenue au fond une affaire de toilette et d'hygiène privée.

» Il ne faut rien ôter de leur valeur pratique aux faits que je viens de citer et à la conclusion qu'ils amènent.

» Il est vrai qu'il n'en est pas des sciences naturelles comme des sciences mathématiques et physiques. En physique, en chimie, comme en géométrie et en algèbre, vous avez toutes les données du problème dans la main ; vous avez le laboratoire où vous disposez à volonté de tous les éléments et de tous les instruments de l'expérience. En histoire naturelle, en physiologie, en pathologie, dans l'ensemble des sciences qui constituent la Médecine, il n'y a que l'observation du sujet, lequel n'est jamais identique.

» Aussi les vérités mathématiques et les vérités physiques ont-elles un seul et même énoncé rigoureux à Londres, à Paris, à Berlin et partout : tandis que, pour les autres, quand il s'agit de les appliquer à un être déterminé, il faut, de toute nécessité, faire intervenir l'idiosyncrasie de cet être, et la considération du climat et du milieu, toujours divers, dans lequel il vit.

» Mais la vérité donnée par l'observation n'en est pas moins une vérité; seulement elle a un caractère d'oscillation qui, par certains côtés, la rend plus vraie ou moins vraie à Paris qu'à Berlin et ailleurs.

» Ce caractère d'oscillation est inhérent, je le répète, aux vérités naturelles; et c'est en réalité l'appréciation de son intensité, selon les temps, selon les lieux et selon les sujets, qui fait le fond de la science médicale, qui constitue l'expérience du grand médecin et le fondement réel de ses succès dans le traitement de l'homme malade.

» Quand Desgenettes, quand Taddei, quand les savants qui représentent la Médecine française dans cette assemblée, emploient pour eux-mêmes et conseillent aux autres, avec un succès éprouvé, l'usage de tels ou tels préservatifs; s'ils ont appris la valeur de ces préservatifs par l'observation plus que par les résultats donnés par le laboratoire, leurs indications n'en méritent pas moins confiance, et, au point de vue de l'application, les vérités d'un autre ordre quelconque n'ont pas une plus grande utilité.

» *Préservation publique : ses conditions.* — Mais, au point de vue de la préservation générale, quelles sont les exigences de l'hygiène?

» On dit que le choléra vient du delta du Gange. Ne vient-il que de là? Il peut être permis d'en douter, comme on doute que la peste ait pour unique lieu d'origine le delta du Nil.

» Pour couper le mal dans sa racine, il faut savoir où est cette racine. Si le choléra de 1865 nous vient de la Mecque, le premier que la France a subi est venu d'autres lieux. Quelle était l'origine de ce premier, et où irez-vous en chercher la racine?

» N'ouvrez qu'à bon escient la porte de Suez aux pèlerins de la Mecque : c'est de bon conseil pour l'Égypte. Mais il ne faut pas oublier que les portes de la France sont aux frontières de la France et non pas sur les bords du Gange, ni à la Mecque, ni à Djeddah, ni à Suez, ni même à Alexandrie. D'ailleurs, quand on comprend la nécessité de tenir une porte fermée, pour être sûr qu'elle ne s'ouvrira pas sans votre permission, il ne faut pas en laisser la clef dans des mains étrangères.

» Les 562 *Alexandrins*, débarqués du 11 au 16 juin à Marseille, n'auraient pas répandu le germe du choléra partout où ils sont allés, si, au lieu d'être admis en libre pratique, ils avaient été isolés et soignés et purifiés au Frioul.

» Le choléra nous serait-il venu d'autre part? Qui pourra le dire? Mais ce qu'on sait fort bien aujourd'hui, et par une rude expérience, c'est qu'il y aurait eu un grand profit, pour l'humanité et pour ses intérêts de toute sorte, à ne pas le laisser entrer par Marseille.

» CONCLUSION. — Le choléra est une provenance, il faut lui fermer toutes les portes dont nous avons la clef dans la main.

» Telle est la conclusion pratique la plus prochaine et dont l'application est la plus urgente pour mettre obstacle à de nouvelles transmissions.

» Le choléra est une provenance, je le répète : qu'y a-t-il de mieux démontré que ce transport matériel d'Alexandrie à Marseille par la *Stella* et cette introduction dans la ville vieille?

» Renonçons à chercher désormais, dans les épidémies, ce je ne sais quoi de la Médecine qu'on a nommé *quid divinum*. Le *quid divinum* est partout dans le monde. Les causes prochaines, au contraire, les causes efficientes sont matérielles et locales; et c'est surtout en les considérant que l'on doit dire : rien ne vient de rien. Il faut demander la cause du choléra à cet ordre de recherches qui a donné de si beaux résultats entre les mains de M. Coste et de M. Pasteur.

» Les pèlerins de la Mecque portaient sur eux des reliques : c'étaient des fragments d'étoffe trempés dans le sang des pèlerins et des derviches tourneurs atteints sur place. Ces pèlerins et ces derviches étaient passés à l'état de saints par cela seul qu'ils avaient succombé autour de la Câba dans l'exercice de leurs dévotions. J'avais recueilli de ce fait plusieurs témoignages. Le dignitaire éminent chargé de l'administration du département des Bouches-du-Rhône, M. le Sénateur de Maupas, me l'a confirmé en ces termes : « Le fait est vrai, m'a-t-il dit ; je le tiens moi-même d'Abd-el-Kader. »

» Si l'usage du microscope m'était encore permis, j'entrerais, le matin, dans une salle de cholériques, avec 250 grammes d'eau distillée parfaitement pure. Je ferais traverser cette eau par plusieurs mètres cubes de l'atmosphère de la salle. Je ferais évaporer les neuf dixièmes de cette eau, et chaque goutte du résidu passerait ensuite sur le porte-objet de mon microscope.

» Le grand prix Bréant est peut-être au bout d'une expérience analogue.

» Je termine ici ces études sur le choléra de Marseille : j'en ai démontré l'origine; j'en ai fait connaître la transmission; j'ai dit enfin, dans les limites de la science actuelle, les conditions de la préservation particulière et publique.

» Je remercie l'Académie de l'attention qu'elle a bien voulu prêter à ce long discours. »

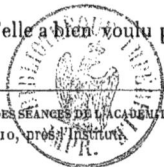

GAUTHIER-VILLARS, IMPRIMEUR-LIBRAIRE DES COMPTES RENDUS DES SÉANCES DE L'ACADÉMIE DES SCIENCES.
Paris. — Rue de Seine-Saint-Germain, 10, près l'Institut.

www.ingramcontent.com/pod-product-compliance
Lightning Source LLC
Chambersburg PA
CBHW070203200326
41520CB00018B/5512